Rafiya Nazir

Bisphosphonate und Zahnmedizin - Rolle und Management

AF141333

Rafiya Nazir

Bisphosphonate und Zahnmedizin - Rolle und Management

ScienciaScripts

Imprint

Any brand names and product names mentioned in this book are subject to trademark, brand or patent protection and are trademarks or registered trademarks of their respective holders. The use of brand names, product names, common names, trade names, product descriptions etc. even without a particular marking in this work is in no way to be construed to mean that such names may be regarded as unrestricted in respect of trademark and brand protection legislation and could thus be used by anyone.

Cover image: www.ingimage.com

This book is a translation from the original published under ISBN 978-3-330-32726-9.

Publisher:
Sciencia Scripts
is a trademark of
Dodo Books Indian Ocean Ltd. and OmniScriptum S.R.L publishing group

120 High Road, East Finchley, London, N2 9ED, United Kingdom
Str. Armeneasca 28/1, office 1, Chisinau MD-2012, Republic of Moldova, Europe
Printed at: see last page
ISBN: 978-620-7-42063-6

QUITTUNG `

Zuallererst möchte ich dem Allmächtigen ALLAH danken. Als ich dieses Buch zusammenstellte, wurde mir klar, wie wahr dieses Geschenk des Schreibens für mich ist. Du hast mir die Kraft gegeben, an meine Leidenschaft zu glauben und meine Träume zu verfolgen. Ohne den Glauben an dich, den Allmächtigen, hätte ich das nie geschafft.

An dieser Stelle möchte ich mich bei den vielen Menschen bedanken, die mich durch dieses Buch begleitet haben, und bei all jenen, die mich unterstützt haben und deren Hilfe ein Meilenstein auf dem Weg zu meinem Ziel war.

An meine Familie (besonders Mutter, Vater,): Ich bin sprachlos! Ich kann kaum die Worte finden, um all die Weisheit, Liebe und Unterstützung auszudrücken, die ihr mir gegeben habt.

An meinen Ehemann, Er. Mohammad Younis Shah: der mich unterstützt und ermutigt hat, obwohl ich so lange von ihm getrennt war.

Für meine Tochter, Sawdah Hareem: Du bist das Beste, was ich in meinem Leben habe! Du hast mich als Mutter willkommen geheißen, und Du bist der einzige Mensch auf dieser Welt, für den ich mein Leben geben würde.

Ich möchte meinem Bruder, Herrn Aamir Nazir, und meinem Onkel, Herrn Shafiq Ahmad, dafür danken, dass sie mir zur Seite standen und mich angetrieben haben, als ich kurz davor war, aufzugeben. Danke, dass sie nicht nur geglaubt, sondern auch gewusst haben, dass ich es schaffen kann!

Ich bin meinem ältesten Onkel, Herrn Abdul Rashid, sehr dankbar, dass er in seinen Gebeten immer an mich gedacht hat, um meinen Erfolg zu erreichen.

Mein aufrichtiger Gruß gilt meinem jüngsten Bruder, Amaar Nazir, der mir mit seinen Fähigkeiten bereitwillig/unfreiwillig geholfen hat, dieses Projekt innerhalb des begrenzten Zeitrahmens abzuschließen.

Ein herzliches Dankeschön an euch alle, die ihr durch dick und dünn gegangen seid und die hässlichen Ritzen meines Lebens aufgefüllt habt, so dass es wunderschön war.

Nicht zuletzt bin ich Olga Iriciuc (Herausgeberin - Lambert academic publishing house) für ihre Anleitung und ständige Betreuung sowie für die Bereitstellung der notwendigen Informationen zu diesem Projekt zu großem Dank verpflichtet.

INHALTSVERZEICHNIS

KAPITEL 1

EINFÜHRUNG

Bisphosphonate sind synthetische (biologisch nicht abbaubare) Analoga von Pyrophosphat, die

ursprünglich in den frühen 1920er Jahren in der Industrie als Wasserenthärter in

Bewässerungssystemen eingesetzt wurden, bevor die medizinische Verwendung von

Bisphosphonaten begann.

Bei den Bisphosphonaten handelt es sich um knochensuchende Wirkstoffe, die die

Knochenresorption hemmen, indem sie die Aktivität der Osteoklasten unterbrechen. Etidronat war

das erste Bisphosphonat für die medizinische Anwendung. Im Jahr 1969 wurden die

Bisphosphonate als Mittel zur Hemmung des Knochenabbaus entdeckt. Die erste Markteinführung

von Fosamax (Alendronat) erfolgte 1990 durch *Merck & Co.*

STRUKTUR

Alle Bisphosphonate haben ein gemeinsames P-C-P (Phosphat-Kohlenstoff-Phosphat), das das

"Rückgrat" des Moleküls bildet. Damit sind sie strukturell mit Pyrophosphat verwandt, da sie eine

P-O-P-Bindung (Phosphat-Sauerstoff-Phosphat) aufweisen. Pyrophosphate regulieren die

Knochenmineralisierung durch Bindung an Hydroxyappatit. Die P-O-P-Bindung ist jedoch instabil

und wird durch Pyrophosphatase-Aktivität hydrolysiert.

Diese Instabilität wird durch die Stabilität der P-C-P-Bindung überwunden, die der Hydrolyse

durch Pyrophosphatase und alkalische Phosphatase widersteht und so die Entfernung des

Bisphosphonat-Moleküls von der Knochenoberfläche verhindert.

Die lange Seitenkette (R2 im Diagramm) bestimmt die chemischen Eigenschaften, die

Wirkungsweise und die Stärke der Bisphosphonate. Die kurze Seitenkette (R1), oft als "Haken"

bezeichnet, beeinflusst hauptsächlich die chemischen Eigenschaften und die Pharmakokinetik.

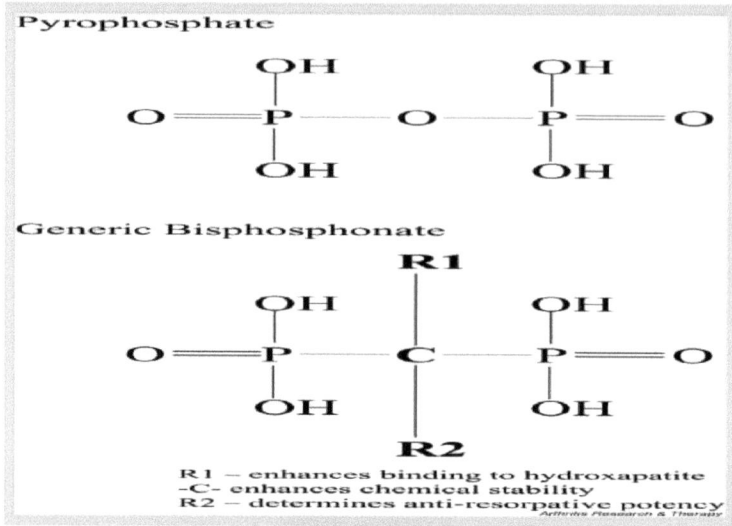

Arthritis Research & Therapy

Abb.1-Struktur von Bisphosphonat

	R1	R2
Potency 1x		
Etidronate	—OH	—CH₃
Potency 10x		
Chlodronate	—Cl	—Cl
Tiludronate	—H	—S⟨benzene⟩—Cl
Potency 100x		
Pamidronate	—OH	—(CH₂)₂—NH₂
Neridronate	—OH	—(CH₂)₅—NH₂
Potency >100–<1000x		
Alendronate	—OH	—(CH₂)₃—NH₂
EB-1053	—OH	—(CH₂)₂—N⟨ring⟩
Incadronate	—H	—NH—⟨ring⟩
Olpadronate	—OH	—(CH₂)₂—N⟨CH₃/CH₃⟩
Potency >1000–<10 000x		
Ibandronate	—OH	—CH₂—N⟨CH₃/(CH₂)₄—CH₃⟩
Risedronate	—OH	—CH₂—⟨pyridine⟩
Potency >10 000x		
YH529	—OH	—CH₂—⟨imidazopyridine⟩
Zoledronate	—OH	—CH₂—N⟨imidazole⟩

Arthritis Research & Therapy

Abb.2-Strukturen verschiedener Bisphosphonate

BIOVERFÜGBARKEIT

Die chemische Adsorption erfolgt an das Hydroxylapatit. Die zelluläre Aufnahme erfolgt durch

Osteoklasten, Makrophagen, Tumorzellen usw. Weniger als 1 % der oralen Dosis wird absorbiert,

und die Aufnahme durch den Magen-Darm-Trakt wird durch die Nahrungsaufnahme unterdrückt.

Um eine schnellere und wirksamere Wirkung zu erzielen, können Bisphosphonate per Infusion verabreicht werden. Wie ein Schwamm nimmt der metabolisch aktive Knochen die IV-Dosis auf. Der Wirkstoff verteilt sich vorübergehend in der Leber und anderen Organen. Die Menge des im Plasma freigesetzten Arzneimittels hängt von der Geschwindigkeit des Knochenstoffwechsels und -umsatzes ab.

Die Pharmakokinetik ist komplex; Bisphosphonate bleiben über Wochen bis Monate an den Knochen gebunden[1] . Sie blockieren die Ausfällung von Kalziumphosphat in Urin, Plasma und Weichteilgewebe.

WIE WERDEN BISPHOSPHONATE EINGENOMMEN?
In der Regel dauert es zwischen 6 und 12 Monaten, bis Bisphosphonate wirken, und sie werden normalerweise mindestens fünf Jahre lang eingenommen (manche Menschen nehmen sie viel länger). Sie werden immer mit einem vollen Glas Wasser auf nüchternen Magen eingenommen, und man muss nach der Einnahme 30 Minuten lang aufrecht stehen oder sitzen, weil orale Bisphosphonate Magenverstimmungen und Entzündungen und Erosionen der Speiseröhre verursachen können, was das Hauptproblem oraler N-haltiger Präparate ist. Warten Sie zwischen 30 Minuten und 2 Stunden, bevor Sie etwas essen oder etwas trinken.

Die meisten Menschen erhalten Kalzium und Vitamin D zur Einnahme (zu einem anderen Zeitpunkt als das Bisphosphonat), wenn ihnen ein Bisphosphonat verschrieben wird.

KLASSIFIZIERUNG
Entsprechend der chemischen Struktur:-

□ Alkyl-Seitenketten (Etridonat)

□ Aminoseitenketten (Alendronat)

□ Zyklische Ketten (Zelandronat)

Sie können auch klassifiziert werden als:

□ *Stickstoffhaltige Verbindungen*, darunter Pamidronat, Neridronat, Olpadronat

□ *Nicht-stickstoffhaltige Verbindungen* wie Etidronat, Clodronat, Tiludronat.

Die nicht stickstoffhaltigen Bisphosphonate (Disphosphonate) werden in der Zelle zu Verbindungen umgewandelt, die den endständigen Pyrophosphatanteil von ATP ersetzen und ein nicht funktionales Molekül bilden, das im zellulären Energiestoffwechsel mit Adenosintriphosphat (ATP) konkurriert. Der Osteoklast leitet die Apoptose ein und stirbt ab, was zu einem allgemeinen Rückgang des Knochenabbaus führt. Die stärkeren stickstoffhaltigen Bisphosphonate (wie Pamidronat, Alendronat, Risedronat, Ibandronat und Zoledronat) werden nicht auf diese Weise verstoffwechselt, sondern können Enzyme des Mevalonatwegs hemmen und dadurch die Biosynthese von Isoprenoidverbindungen verhindern, die für die posttranslationale Modifikation von kleinen GTP-bindenden Proteinen (die ebenfalls GTPasen sind) wie *rab*, *rho* und *rac* wesentlich sind. Stickstoffhaltige Bisphosphonate wirken auf den Knochenstoffwechsel, indem sie das Enzym Farnesyldiphosphat-Synthase (FPPS) im HMG-CoA-Reduktaseweg (auch als *Mevalonatweg* bekannt) binden und blockieren.[2]

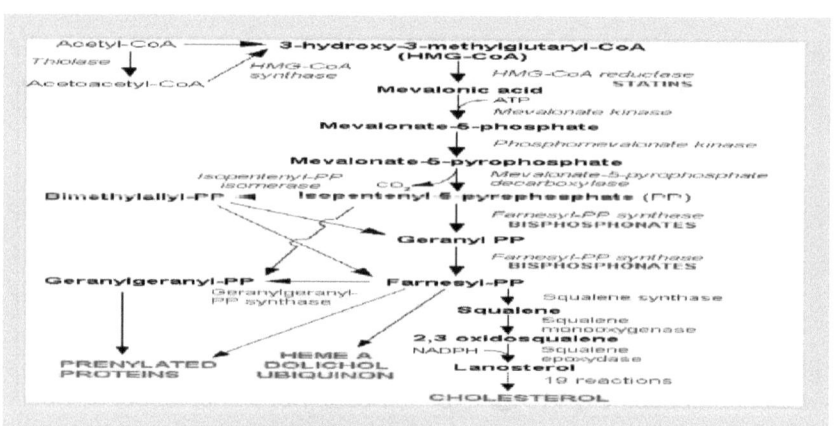

Abb.3 Mevalonat-Weg

Die Unterbrechung des HMG-CoA-Reduktase-Stoffwechsels auf der Ebene von FPPS verhindert die Bildung von zwei Metaboliten (Farnesol und Geranylgeraniol), die für die Verbindung einiger kleiner Proteine mit der Zellmembran wesentlich sind. Dieses Phänomen wird als *Prenylierung bezeichnet* und ist für den ordnungsgemäßen subzellulären Proteinverkehr von Bedeutung. Während die Hemmung der Proteinprenylierung viele Proteine in einem Osteoklasten beeinträchtigen kann, wurde spekuliert, dass die Störung der Lipidmodifikation von Ras-, Rho- und Rac-Proteinen den Wirkungen von Bisphosphonaten zugrunde liegt. Diese Proteine können sowohl die Osteoklastogenese als auch das Überleben der Zellen und die Dynamik des Zytoskeletts beeinflussen. Insbesondere das Zytoskelett ist für die Aufrechterhaltung der "gekräuselten Grenze" von entscheidender Bedeutung, die für den Kontakt zwischen einem resorbierenden Osteoklasten und einer Knochenoberfläche erforderlich ist.

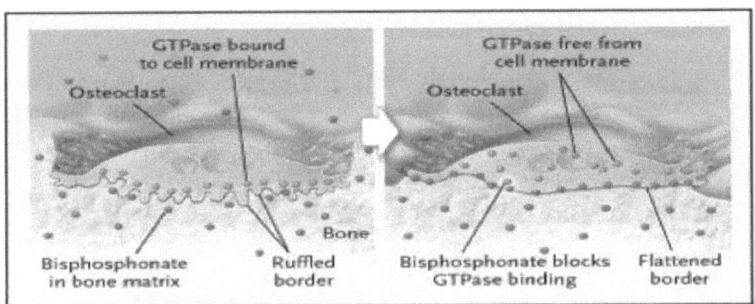

Abb. 4: Interaktion von Bisphosphonaten mit dem Osteoklasten

Name des Medikaments/Handelsname(n)	Art der Verabreichung	Stickstoffhaltig
Alendronsäure (Fosamax)	Mündlich	ja
Dinatrium-Etidronat (Didronel)	Mündlich	keine
Dinatriumpamidronat (Aredia)	IV	ja
Ibandronsäure (Bondronat)	Oral/IV	ja
Risedronat-Natrium (Actonel)	Mündlich	ja
Natrium-Clodronat (Loron)	Oral/IV	keine
Tiludronsäure (Skelid)	Mündlich	keine
Zoledronsäure (Zometa)	IV	ja

WIRKUNGSMECHANISMUS

Bisphosphonate hemmen die Knochenresorption, indem sie selektiv aufgenommen und an Mineraloberflächen im Knochen adsorbiert werden, wo sie die Wirkung der knochenresorbierenden Osteoklasten beeinträchtigen. Bisphosphonate werden von den Osteoklasten internalisiert und greifen in spezifische biochemische Prozesse ein.

Wirkungsmechanismen auf verschiedenen Ebenen

A) **Ebene des Gewebes**

• Verringerung des Knochenumsatzes aufgrund geringerer Knochenresorption.

• Verringerung der Anzahl neuer multizellulärer Knocheneinheiten.

7

- Netto positive Ganzkörper-Knochenbilanz.

B) **Zelluläre Ebene**

- Verringerung der Osteoklastenrekrutierung *(Rodan et al., Strewler)*

- Erhöhung der Osteoklasten-Apoptose *(Hughes et al., Rogers et al.)*

- Verringerung der Adhäsion von Osteoklasten

- Verringerung der Tiefe der Resorptionsstelle

- Verringerung der Freisetzung von Zytokinen durch Makrophagen

- Erhöhung der Differenzierung und Anzahl der Osteoblasten.

C) **Molekulare Ebene**

- Hemmt den Mevalonat-Stoffwechselweg (kann zu einer gestörten Zelle und zur Auslösung der Apoptose führen).

- Verringerung der post-transitionalen Prenylierung von GTP-bindenden Proteinen.

Tissue level	Cellular level	Molecular level
↓ Bone turnover due to ↓ Bone resorption	↓ Osteoclast recruitment	Inhibit mevalonate pathway (an
	↑ Osteoclast apoptosis	result in perturbed cell activity
↓ Number of new bone	↓ Osteoclast adhesion	and induction of apoptosis)
multicellular units	↓ Depth of resorption site	↓ Post-translational prenylation
Net positive whole body bone	↓ Release of cytokines by	of GTP – binding proteins
balance	macrophages	
	↑ Osteoblast differentiation and	
	number	

Abb.5 - Wirkungsmechanismus

Eine Bisphosphonatgruppe ahmt die Struktur von Pyrophosphat nach und hemmt dadurch die Aktivierung von Enzymen, die Pyrophosphat verwenden. Die Spezifität von Arzneimitteln auf Bisphosphonatbasis beruht auf den beiden Phosphonatgruppen (und möglicherweise einer Hydroxylgruppe an R1), die zusammenwirken, um Kalziumionen zu

8

koordinieren.Bisphosphonatmoleküle binden daher bevorzugt an Kalzium, und die Knochen, die die größte Kalziumquelle im Körper darstellen, akkumulieren ein Maximum an Bisphosphonatmolekülen. Wenn Bisphosphonate an das Knochengewebe gebunden sind, werden sie von den Osteoklasten aufgenommen.

Bisphosphonate beeinflussen sowohl die Knochenresorption als auch die Knochenablagerung durch verschiedene Mechanismen: - 1. Sie binden an Hydroxyappatit und verhindern so dessen Auflösung.

2. Sie hemmen die Aktivierung der Osteoklasten und verringern so die Knochenresorptionsrate.

3. Sie fördern die Differenzierung der Osteoblasten und unterstützen so die Knochenbildung.

4. Ihre **Anti-Kollagenase-Aktivität** verhindert den Abbau der organischen Bestandteile des Knochens.

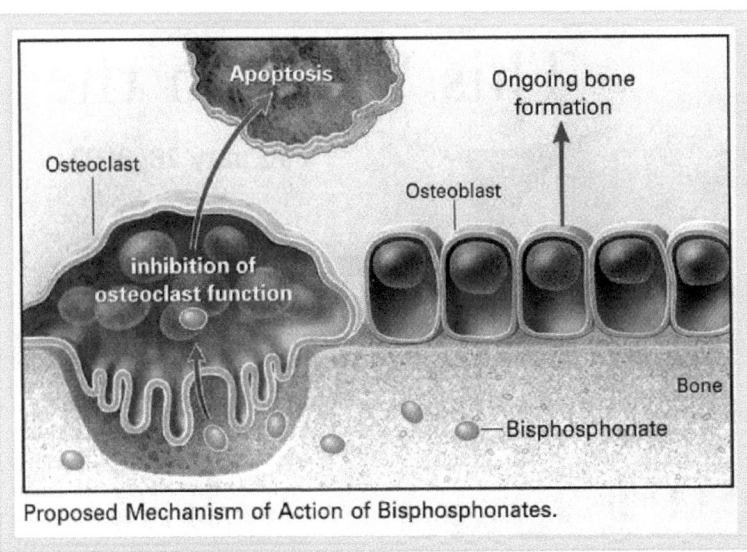

Proposed Mechanism of Action of Bisphosphonates.

Abb. 6

Diese Wirkungen von Bisphosphonaten haben dazu geführt, dass sie bei der Behandlung von

Knochenstoffwechselerkrankungen wie Osteoporose und anderen knochenresorptiven

Erkrankungen wie der Paget-Krankheit und der malignen Hyperkalzämie sehr beliebt sind.

Diese knochensparende Eigenschaft der Bisphosphonate hat Parodontologen dazu veranlasst, diese

Medikamente zur Vorbeugung des bei Parodontalerkrankungen auftretenden alveolären

Knochenverlustes einzusetzen und damit ein neues Kapitel in der Therapie der parodontalen

Wirtsmodulation aufzuschlagen.

INDIKATIONEN

Von der FDA zugelassene Indikationen für eine Bisphosphonattherapie sind: -

- Osteoporose

- Paget-Krankheit

- Maligne Hyperkalzämie

- Knochenmetastasen

- Multiples Myelom

- Primärer Hyperparathyreoidismus

- Osteogenesisimperfecta

- Karzinom der Brust.

Ihre Verwendung wurde auch für die Behandlung von Parodontalerkrankungen vorgeschlagen, da sie die osteoklastische Knochenresorption hemmen und daher als wirtsmodulierender Faktor zur Vorbeugung von Knochenschwund eingesetzt werden[3] , wobei die *Wirtsmodulation* ein Behandlungskonzept ist, das darauf abzielt, die Gewebezerstörung zu verringern und den Zahnhalteapparat zu stabilisieren oder sogar zu regenerieren, indem zerstörerische Aspekte der Wirtsreaktion modifiziert oder herunterreguliert und schützende oder regenerative Reaktionen hochreguliert werden (CARRANZA).

Wirtsmodulierende Mittel

Systemisch verwaltete Agenzien :-

J NSAIDs

J Bisphosphonate

J Doxycyclin in subantimikrobieller Dosierung

Örtlich verwaltete Agenten:-

J Topische NSAIDs

J Schmelzmatrix-Proteine

J Wachstumsfaktoren

J Morphogenetische Proteine des Knochens

Laut *Nakaya (2000)* besitzen Bisphosphonate auch Anti-Kollagenase-Eigenschaften.

KAPITEL 2

Rolle in der Parodontaltherapie

Anfang der 1990er Jahre wuchs das Interesse an der Anwendung von Bisphosphonaten als wirtsmodulierende Wirkstoffe zur Behandlung von Parodontalerkrankungen.

In zahlreichen Tierstudien wurde die hohe klinische Wirksamkeit von Bisphosphonaten bei der Hemmung des Fortschreitens der experimentell induzierten Parodontitis nachgewiesen. Diese Verbesserungen der klinischen Parameter der Parodontitis, insbesondere des Alveolarknochenaufbaus, wurden auch in vielen klinischen Studien am Menschen erzielt.

Tierversuche:

AUTOREN, VERWENDETES BLUTDRUCKMITTEL, VERABREICHUNG, WIRKUNG AUF DIE KNOCHENRESORPTION, WIRKUNG AUF DIE PARODONTALE HEILUNG

0 *Reddy et al* (1995), Alendronat oral verabreicht, ^alveoläre Knochenresorption, $Knochenmasse

Keine klinischen Auswirkungen auf klinische Parameter

0 *Alencar et al* (2002), Chlondronat Subkutane Verabreichung, ^alveoläre Knochenresorption& Osteoklasten, ↓PMNs

0 *Buduneli et al* (2004), Alendronat Intravenöse Verabreichung, ^alveoläre Knochenresorption, tSerum Osteocalcin

Studien am Menschen:

AUTOR, VERWENDETES BLUTDRUCKMITTEL, VERABREICHUNG, WIRKUNG AUF DIE KNOCHENRESORPTION, WIRKUNG AUF DIE PARODONTALE HEILUNG

0 *Rocha et al* (2001), Alendronat orale Verabreichung, ^alveoläre Knochenresorption, ^Zahnbeweglichkeit, ↓In klinischen Parametern

0 *Lane et al.* (2005), Alendronat oder Residronat, orale Verabreichung, keine Auswirkung auf parodontale Knochenmasse, ↓Taschensondierungstiefe, Blutung beim Sondieren und klinisches Attachmentniveau

12

0 *Takaishi et al.* (2003), Etridonat, orale Verabreichung, talveoläre Knochenablagerung, ^Pocket

Sondierungstiefe und Mobilität.

Lokale Verabreichung von Medikamenten:

0 *YAFFE A et al.* (2003) stellten fest, dass die lokale Verabreichung von Tetracyclin in Kombination mit Alendronat zu einer signifikanten Verringerung des alveolären Knochenverlustes führte.

0 *A R PRADEEP et al.* (2012) fanden in zwei verschiedenen Studien eine signifikante Verringerung der Taschentiefe und des klinischen Attachmentlevels sowie einen höheren Prozentsatz an Knochenauffüllung nach der Verwendung von 1 %igem Alendronat-Gel bei der Behandlung sowohl von chronischer als auch von aggressiver Parodontitis.

0 A *YAFFE et al*, Alendronate Local drug delivery with tetracycline fibres_ ^alveolar bone resorption, ↓Pocket probing depth and clinical attachment level

0 *PRADEEP A R et al* (2012)(chronische Parodontitis) ,Alendronat Lokale Wirkstoffabgabe als 1%iges Gel_ ↑% der Knochenauffüllung , ↓Taschensondierungstiefe , klinisches Attachmentniveau

0 *PRADEEP A R et al* (2012) (aggressive Parodontitis) Alendronat Lokale Wirkstoffabgabe als 1%iges Gel _↑% der Knochenfüllung, ^Taschensondierungstiefe , klinisches Attachmentniveau.

Wie diese Humanstudien zeigen, stellt die lokale Verabreichung von Bisphosphonaten einen Hoffnungsschimmer für den Einsatz dieser Medikamente als lokale Wirtsmodulatoren in der Parodontaltherapie dar. Durch diese Art der Anwendung können die mit der systemischen Verabreichung von Bisphosphonaten verbundenen unerwünschten Wirkungen (z. B. Hemmung der Knochenmineralisierung und anschließende Osteomalazie, Veränderung der Anzahl der weißen Blutkörperchen und Kiefernekrose) überwunden werden, während gleichzeitig die Eigenschaft der Knochenschonung erhalten bleibt.

Kurz gesagt, Bisphosphonate haben paradoxe Wirkungen in der Mundhöhle: Sie können sich positiv auf Parodontalerkrankungen auswirken, erhöhen aber gleichzeitig das Risiko einer ONJ.

Bisphosphonate als Analgetika

Die dosisabhängige analgetische Wirkung wurde von verschiedenen Forschern in Tiermodellen für entzündliche Schmerzen, Krebsschmerzen und neuropathische Schmerzen festgestellt.

(*Goicoechea et al., J Pharmacol, 1999; Cui et al., Pain, 2000; Oelzner et al. Inflamm Res, 2000; Bonabello et al., Pain, 2001; Walker et al., Pain, 2002; Harada et al., Inflamm Res, 2004; Kawabata et al., Neuropharmacology, 2006; Bianchi et al., European Journal of Pain, 2007*)

Pamidronat **IV hat** sich als wirksames Analgetikum bei Schmerzen folgender Herkunft erwiesen: -

0 Metastasierende Knochenschmerzen

0 Spondylitis ankylosans

0 Paget-Krankheit

0 Rheumatoide Arthritis

0 Chronische Rückenschmerzen

(*Hortobagyi et al., 1996; Lipton et al., 1994; Maksymowych et al., 1998; Van Offel et al., 2001; Maccagno et al., 1994; Kubalek et al., 2001; Fulfaro et al., 1998; Varenna et al., 2000; Pappagallo et al,. 2003*)

KONTRAINDIKATIONEN
1. Empfindlichkeit gegenüber Phosphat,

2. Magen-Darm-Verstimmung,

3. Funktionsstörung der Nebenschilddrüse,

4. Schwangere oder stillende Mütter,

5. Nieren- oder Leberprobleme,

6. Hypokalzämie,

7. Schlechte Mundhygiene und aktive endodontische/parodontale Erkrankungen,

8. Strukturelle Probleme der Speiseröhre, die die Zeit verlangsamen, die das Bisphosphonat braucht, um den Magen zu erreichen, z. B. eine Verengung der Speiseröhre oder die Barrett-Ösophagus.[4]

DRAWBACKS

0 Chronische Verabreichung über lange Zeiträume, um wirksam zu sein.

H Hohe Kosten und Zugänglichkeit.

H Eine Ganzkörperbestrahlung, die auftreten würde, da diese Mittel intravenös verabreicht werden müssen.

NEBENWIRKUNGEN

S Magen-Darm-Intoleranz, z. B. medikamenteninduzierte Ösophagitis

S Nierentoxizität_ Bei Patienten mit mäßiger bis schwerer Niereninsuffizienz sollten die Bisphosphonatdosen und Infusionsraten angepasst werden. Bei Patienten mit Kreatinin-Clearance-Werten unter 30 mL/min müssen Bisphosphonate mit Vorsicht angewendet werden. Insbesondere bei Patienten, die IV-Präparate erhalten, können Bisphosphonate zu einer raschen Verschlechterung der Nierenfunktion führen, wahrscheinlich aufgrund ihrer lokalen Akkumulation in der Niere.

S Hypokalzämie durch verringerte Knochenresorption, die zu einem verminderten Kalziumausfluss aus dem Knochen führt

S Hepatotoxizität

S Akute Phasenreaktion - vorübergehend und beherrschbar _ Bei etwa 10 % bis 30 % der Patienten, die ihre erste stickstoffhaltige Bisphosphonat-Infusion erhalten, tritt eine akute Phasenreaktion auf, am häufigsten

gekennzeichnet durch vorübergehende Pyrexie mit begleitenden Myalgien, Arthralgien, Kopfschmerzen und grippeähnlichen Symptomen.

J Schwere Muskel-Skelett-Schmerzen_ Obwohl alle oralen und intravenösen

Bisphosphonat-Präparate in ihren Beipackzetteln Muskel-Skelett-Schmerzen als mögliche unerwünschte Wirkung aufführen, hat die USFDA vor kurzem eine Warnung herausgegeben, in der sie auf die Möglichkeit schwerer, arbeitsunfähiger Muskel-Skelett-Schmerzen hinweist, die zu jedem Zeitpunkt nach Beginn einer Bisphosphonat-Therapie auftreten können.

J Augenentzündung

J Dermatologische Reaktionen

J Osteonekrose des Kiefers, insbesondere nach Zahnextraktion

J Übermäßige Unterdrückung des Knochenumsatzes _ Da Bisphosphonate die Osteoklastenaktivität hemmen, wird befürchtet, dass eine längere Bisphosphonatbehandlung zu "eingefrorenen Knochen" führt, die durch eine übermäßige Unterdrückung des Knochenumbaus, eine beeinträchtigte Fähigkeit zur Reparatur von Mikrofrakturen des Skeletts und eine erhöhte Brüchigkeit des Skeletts gekennzeichnet sind.

J Veränderungen in der Anzahl der weißen Blutkörperchen

J Vorhofflimmern [5]

J Langfristige Risiken_ "Bisphosphonatfrakturen" im Oberschenkelknochen (Femur) im Schaft (Diaphyse oder subtrochantäre Region) des Knochens.

Intravenöse Bisphosphonate können nach der ersten Infusion Fieber und grippeähnliche Symptome hervorrufen, was vermutlich darauf zurückzuführen ist, dass sie menschliche T-Zellen aktivieren können. Diese Symptome treten bei nachfolgenden Infusionen nicht mehr auf.

FDA-Review 2008: *Vorhofflimmern nicht in die Entscheidung über Bisphosphonate einbeziehen*

Der pathophysiologische Zusammenhang zwischen Bisphosphonaten und der Entwicklung von BON ist nach wie vor unbekannt. Es wurde vermutet, dass die Wirkung teilweise durch eine Hemmung der Angiogenese und der Knochenbildung nach einer Zahnextraktion vermittelt werden könnte. Zur

16

Untermauerung dieser Hypothese sind weitere bestätigende Studien erforderlich. Es ist anzumerken, dass in manchen Situationen die klinischen Anzeichen und Symptome, die sich als Zahnpathologie darstellen, darauf hinweisen könnten, dass der Prozess der Osteonekrose bereits aktiv ist. In diesem Fall können Extraktionen das Endergebnis sein, sind aber nicht notwendigerweise ein eigenständiger ursächlicher Faktor in diesem Szenario. Es gibt auch Spekulationen darüber, dass Bisphosphonate, die sich im Knochen anreichern, direkt toxisch für das darüber liegende Gewebe sind.[6]

Kürzlich durchgeführte Tierstudien (Nagetiermodelle) lieferten vorläufige Ergebnisse, dass die Einnahme von Alendronat und Zoledronat die Angiogenese beeinträchtigt und die Knochenbildung verzögert, was zu einer schlechteren Heilung nach einer Zahnextraktion führt.[7] Eine längere Einnahme von Bisphosphonaten beim Menschen (mehr als drei Jahre) kann zur Entwicklung von schlecht funktionierenden, stark vielkernigen Osteoklasten mit Kernkondensation und schlechter Haftung an der Knochenoberfläche führen.[8] In einer kürzlich durchgeführten Studie an Hunden wurde festgestellt, dass eine dreijährige tägliche orale Bisphosphonatbehandlung den Knochenumsatz deutlich verringert und das Auftreten von Matrixnekrosen im Unterkiefer erhöht.[9]

Osteo-Radio-Nekrose des Kiefers

Es handelt sich um die wichtigste Komplikation in der Zahnmedizin, die erstmals 2003 als Komplikation der Bisphosphonattherapie erkannt wurde und als *Bisphosphonat-assoziierte Osteonekrose des Kiefers (BRONJ)* oder *Bisphosphonat-induzierte Osteonekrose des Kiefers (BIONJ) oder Bisphosphonat-assoziierte Osteonekrose des Kiefers (BONJ) bezeichnet wird.* [10]Die Häufigkeit ist im Unterkiefer (63 %) höher als im Oberkiefer (38 %). Eine BIONJ kann mit einer zahnärztlichen Behandlung, einer zahnärztlichen Pathologie, einer Reizung des Zahnersatzes oder einer spontanen Abnutzung mit zahnärztlicher Ätiologie zusammenhängen, oder sie kann mit einem lokalen Trauma zusammenhängen, oder sie kann bei einer Untergruppe von Krebspatienten (multiples Myelom, Brust-, Prostata- und Lungenkrebs, Knochenmetastasen) auftreten, die eine längere Behandlung mit starken Bisphosphonaten erhalten (z. B. monatliche IV-Verabreichung).[11]

Laut dem aktualisierten BRONJ-Positionspapier von 2009, das von der American Association of Oral and Maxillofacial Surgeons veröffentlicht wurde, stehen sowohl die Stärke als auch die Dauer der Bisphosphonateinnahme in Zusammenhang mit dem Risiko, eine Bisphosphonat-assoziierte Osteonekrose des Kiefers zu entwickeln.[12]

Diagonose:-

Die Diagnose einer Bisphosphonat-assoziierten Osteonekrose des Kiefers stützt sich auf drei Kriterien:

1. Der Patient weist einen Bereich mit freiliegendem Kieferknochen auf, der länger als 8 Wochen besteht,

2. Der Patient darf keine Strahlentherapie im Kopf- und Halsbereich hinter sich haben,

3. Der Patient muss Bisphosphonat-Medikamente einnehmen oder eingenommen haben.

(American Dental Association/Nationale Osteoporose-Stiftung, 2008)

Stadien der Osteo-Nekrose des Kiefers:-

Stadium - 0 - Risikopatienten, die mit intravenösen oder oralen Bisphosphonaten behandelt wurden, aber keine sichtbaren freiliegenden/nekrotischen Knochen haben.

Stadium - 1 - Charakterisiert durch freiliegenden Knochen, der asymptomatisch ist und keine Anzeichen einer signifikanten Weichteilinfektion aufweist

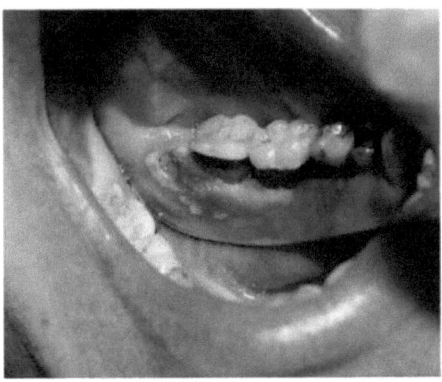

Abb. 7

Stadium - 2 - Freigelegter Knochen in Verbindung mit Schmerzen, Weichteilgewebe und/oder Knocheninfektion

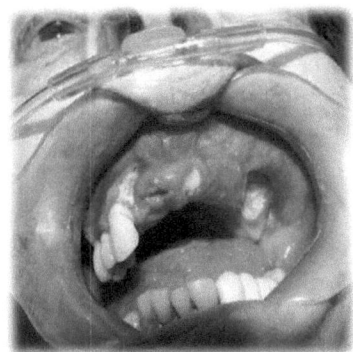

Abb. 8

Stadium - 3 - Freigelegter Knochen in Verbindung mit einer Weichteilinfektion oder Schmerzen, die aufgrund des großen Volumens des nekrotischen Knochens und der pathologischen **Fraktur** mit Antibiotika nicht zu behandeln sind.

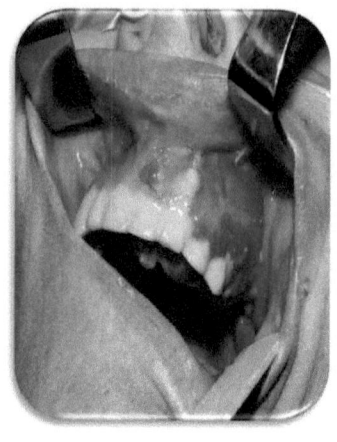 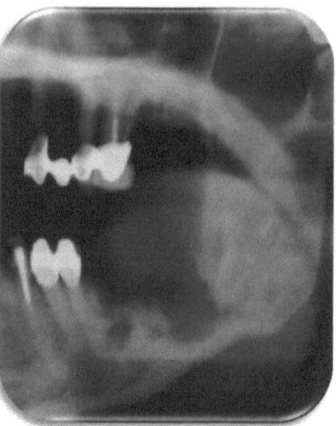

Fig.9   Fig.10

Histo-Pathologie der Osteonekrose des Kiefers:-

0 Knochenhistologie - Nekrose und Osteomyelitis

0 Mikrobiologie - Actinomyceten und gemischte Bakterien

ONJ: Schätzungen der Inzidenz

* Inzidenz bei Patienten, die wegen Krebs behandelt werden

    2.5%-5.4%

* Inzidenz bei Osteoporose 0,007%- 0,04%

Mit anderen Worten: Die Inzidenz von BRONJ bei Patienten, die orale Bisphosphonate zur Behandlung von Osteoporose einnehmen, wird auf 1:10.000 bis 1:100.000 geschätzt. Bei Patienten, die hochdosierte IV-Bisphosphonate zur Krebsbehandlung einnehmen, ist das Risiko wesentlich höher (schätzungsweise 1:10 bis 1:100).

Bis 2006 enthielten die Sicherheitsdatenbanken (USFDA, Novartis, Research on Adverse Drug Events And Reports project) insgesamt 3.061 Fälle von ONJ. Von April 1999 bis Mai 2006 erkrankten 10 von 310 (3 %) Patienten unter Bisphosphonattherapie an ONJ. Mit einer Ausnahme hatten alle ONJ-Patienten kürzlich eine Zahnextraktion hinter sich.

Laut dem aktualisierten BRONJ-Positionspapier von 2009, das von der American Association of Oral

20

and Maxillofacial Surgeons veröffentlicht wurde, stehen sowohl die Stärke als auch die Dauer der

Bisphosphonateinnahme in Zusammenhang mit dem Risiko, eine Bisphosphonat-assoziierte

Osteonekrose des Kiefers zu entwickeln.

(AAOMS aktualisiert BRONJ-Positionspapier, 23. Januar 2009)

RELATIVE WIRKSAMKEIT DER VERSCHIEDENEN BISPHOSPHONATE

0 Etidronat (Didronel)   1
H Tiludronat (Skelide)   10
H Pamidronat (Aredia)   100
H Alendronat (Fosamax)   1,000
H Risedronat (Actonel)   10.000
H Ibandronat (Boniva)   10.000
H Zolendronsäure (Zometa) >100.000

Das Risiko steigt mit der Dauer der Medikamenteneinnahme, wobei 3 Jahre als Schwellenwert für eine erhöhte Wahrscheinlichkeit unerwünschter Wirkungen gelten.

Matrix-Metalloproteinase 2 (MMP2) ist aus drei Gründen ein Kandidatengen für Bisphosphonat-induzierte ONJ:

1) MMP2 wird mit Knochenanomalien in Verbindung gebracht, die mit ONJ in Zusammenhang stehen könnten.

2) Bisphosphonate werden mit Vorhofflimmern in Verbindung gebracht, und MMP2 ist das einzige bekannte Gen, das sowohl mit Knochenanomalien als auch mit Vorhofflimmern in Verbindung gebracht wird.

3) Ein Netzwerk von Krankheiten und Krankheitsgenen, die durch bekannte Krankheit-Gen-Assoziationen verbunden sind, zeigt, dass Herz-Kreislauf-Erkrankungen und Knochenerkrankungen eng miteinander verbunden sind, was darauf hindeutet, dass ein einzelnes Medikament wie Bisphosphonat, das auf ein einzelnes Gen, MMP2, wirkt, sowohl Knochen- als auch Herz-Kreislauf-Nebenwirkungen haben könnte, die sich von der für Bisphosphonate charakteristischen Osteoklastenhemmung unterscheiden.

21

(Lehrer S, Montazem A, Ramanathan L, et al. (Januar 2009).

Risikofaktoren für Osteonekrose des Kiefers:-[13] Schlechte Mundhygiene, zahnärztliche Eingriffe

(Zahnextraktionen, Implantate), Chemotherapie, Kortikosteroideinnahme, Koagulopathien,

Diabetes, Immunsuppression, lokale Krebsinvasion, lokale Strahlentherapie, starker Nikotinkonsum,

Alkohol, orale Herpesinfektion usw.

Gemeldete Faktoren, die zu BRONJ führen:-

Extraktionen, RCT, parodontale Infektionen, parodontale Chirurgie, Implantatchirurgie.

Obwohl sich die Untersuchung noch in einem frühen Stadium befindet, scheint der Zusammenhang

zwischen der Bisphosphonat-Exposition und dem Auftreten von Osteonekrose des Kiefers mit den

Bradford-Hill-Kriterien[14] für Kausalität übereinzustimmen: *Stärke des Zusammenhangs*, d.h.

Personen, die eine Bisphosphonat-Therapie erhalten, scheinen häufiger an BON zu erkranken als

Nichtanwender; *zeitlicher Zusammenhang*, d.h., ein *biologischer Gradient*, wobei höhere Dosen von

Bisphosphonaten zu einem schnelleren und schwereren Auftreten von BON führen; *Konsistenz*, d.

h. die Wirkung (BON) wurde von mehreren Untersuchern beobachtet; *Spezifität*, d. h. BON wird bei

Krebs und Knochen- und Mineralstoffwechselerkrankungen (Osteoporose und Paget-Krankheit der

Knochen) beobachtet; und *biologische Plausibilität, d. h.* das Ereignis ist durch den Wirkmechanismus

des Arzneimittels definiert.

PHOSSY KIEFER : 1830 - 1910:-

Es handelt sich um die ONJ (Osteonekrose des Kiefers), die durch die Exposition gegenüber weißem

Phosphor (WP) verursacht wird: Arbeiter in der Streichholzindustrie waren beim Mischen und

Verteilen des Tauchmaterials WP-Dämpfen ausgesetzt, die zu schmerzhaften Zahnschmerzen und im

Laufe der Zeit zu Abszessen im Kieferknochen führten.

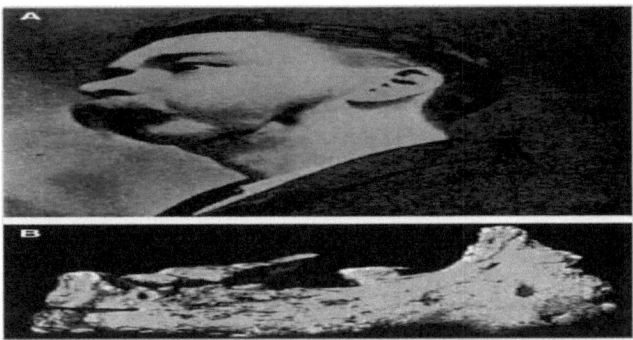

Abb.11

Elementarer Phosphor kann in verschiedenen Allotropen vorkommen, am häufigsten in weiß, rot

und schwarz.

Weißer Phosphor ist die am häufigsten vorkommende Form von Phosphor, die industriell

hergestellt wird. Die meisten Formen von Phosphorchemikalien werden aus WP hergestellt,

darunter Chemikalien in Düngemitteln, Lebensmittelzusätzen, Pestiziden, Limonaden, Zahnpasta,

Reinigungsmitteln und Drogen (z. B. illegale Herstellung von Methamphetamin).

Es wurde festgestellt, dass die ONJ einige Ähnlichkeiten mit der Erkrankung "Phosy jaw" aufweist,

und es wurde ein biochemischer Weg beschrieben, über den weißer Phosphor in eine Verbindung

umgewandelt wird, die den modernen stickstoffhaltigen Bisphosphonaten ähnelt. Phossy Kiefer

hatte ein ähnliches klinisches Erscheinungsbild wie ONJ, und ein Dosis-Wirkungs-Effekt wird bei

beiden Erkrankungen vermutet.

KAPITEL 3

BRONJ-RICHTLINIEN

Folgende Leitlinien werden vorgeschlagen:-

A. Für alle Patienten:

Zahnärzte sollten bei der Erhebung der Medikamentenanamnese nach der aktuellen oder früheren Einnahme von Bisphosphonaten fragen.

B. Vor Beginn einer Bisphosphonattherapie:

Die verschreibenden Ärzte sollten die Patienten über die Erkrankung und die Risikofaktoren aufklären. Patienten

sollten aufgefordert werden, ihren Zahnarzt zur Untersuchung und Behandlung aufzusuchen. Alle erforderlichen zahnärztlichen Behandlungen sollten so schnell wie möglich abgeschlossen werden, wobei Extraktionen und subgingivale Zahnsteinentfernung Vorrang haben sollten. Behandlungsstrategien und präventive Ratschläge sollten darauf abzielen, das Risiko von Extraktionen in der Zukunft zu minimieren. Schlecht sitzende Prothesen sollten ersetzt werden.

C. Während der Therapie:

Die Patienten benötigen regelmäßige Zahnpflege und müssen auf Mundhygiene und Ernährung achten.

Vermeiden Sie Extraktionen, wenn dies möglich ist. Bei Zähnen, die normalerweise als unrestaurierbar gelten würden, sollte eine Kronenamputation unter Belassung endodontisch behandelter Wurzeln in Betracht gezogen werden. Achten Sie darauf, prothesenbedingte Traumata zu vermeiden, insbesondere in Bezug auf den Mylohyoideuskamm oder knöcherne Tori.

D. Wenn Extraktionen durchgeführt werden müssen:

- Wenn Extraktionen im Voraus geplant werden können, sollte mit dem Verordner des Bisphosphonats besprochen werden, ob ein "Urlaub" von Vorteil wäre.

- die Patienten umfassend und schriftlich über die Risiken aufzuklären und ihre Zustimmung zu den Extraktionen einzuholen.

- Extraktionen sollten schrittweise durchgeführt werden, wobei eine 2-monatige krankheitsfreie Nachbeobachtungszeit eingehalten werden sollte, bevor mit Extraktionen in anderen Bereichen des Mundes fortgefahren wird.

- Extraktionen werden normalerweise in der Primärversorgung durchgeführt, aber wenn Schwierigkeiten zu erwarten sind, wäre eine Überweisung an einen spezialisierten Oralchirurgen angebracht.

- Alle Patienten sollen in der Woche vor der Extraktion zweimal täglich mit Chlorhexidin spülen.

- Es gibt keine Beweise dafür, dass prä- und postoperative Antibiotika zur Vorbeugung von BRONJ wirksam sind, obwohl einige Experten ihren Einsatz auf der Grundlage einer Risikohierarchie empfohlen haben.

- Unmittelbar vor den Extraktionen sollte der Bereich mit Chlorhexidin gespült/abgewischt werden.

- Verwenden Sie eine atraumatische Technik und vermeiden Sie das Anheben der Lappen.

- Wo immer möglich, sollte ein primärer Weichteilverschluss erreicht werden.

- Postoperativ sollten die Patienten 2 Monate lang zweimal täglich mit Chlorhexidin gespült werden, und die Heilung sollte regelmäßig kontrolliert werden.

In einigen Fällen können invasive zahnärztliche Eingriffe nach der Einnahme von Bisphosphonaten unvermeidlich sein. Unter diesen Umständen müssen die Patienten vor dem möglichen Risiko einer ONJ gewarnt werden, und es muss eine schriftliche Einverständniserklärung eingeholt werden. Die Leitlinien sind nicht einheitlich, was die Empfehlung betrifft, Bisphosphonate vor invasiven zahnärztlichen Eingriffen abzusetzen (Tabelle 1). Dennoch sollten intravenöse Bisphosphonate am besten mindestens einen Monat vor invasiven zahnärztlichen Eingriffen abgesetzt und erst dann

wieder aufgenommen werden, wenn eine Heilung eingetreten ist (sofern der systemische Zustand

dies zulässt). Nur die AAOMS-Leitlinien sind spezifisch, was das Absetzen oraler Bisphosphonate

vor invasiven zahnärztlichen Eingriffen betrifft, und empfehlen ein Absetzen drei Monate vor

invasiven zahnärztlichen Eingriffen nur dann, wenn die Bisphosphonatexposition mehr als drei

Jahre beträgt oder weniger als drei Jahre, wenn gleichzeitig eine Glukokortikoidanamnese

besteht.[15]

Tabelle 1. Leitlinien für das Absetzen oraler und intravenöser Bisphosphonate vor einer invasiven

zahnärztliche Verfahren (2010 Australian Dental Association)

Guideline	Bisphosphonate exposure history by route of administration	
	Oral	Intravenous
ASBMR	No specific guidelines given	No guidelines given
AAOMS	Less than 3 year duration: No change to dosing Less than 3 year duration and corticosteroids: Cease: 3 months prior Recommence: Osseous healing has occurred More than 3 year duration: Cease: 3 months prior Recommence: Osseous healing has occurred	No guidelines given
CCPG	No specific guidelines given	Cease: 3–6 months prior Recommence: Full healing
Mayo Clinic	No guidelines given	Cease: 1 month prior Recommence: Full healing
MFA	No guidelines given	Low/intermediate risk of SRE Cease: 2–3 months prior Recommence: 2–3 months after or full healing

E. Die typischen Merkmale der BRONJ sind:

Verzögerte Heilung, Schmerzen, Schwellungen, Zahnlockerung, freiliegender Knochen, Parästhesie, eitriger Ausfluss über die intra- oder extraorale Kieferhöhle: Wenn eines dieser Symptome auftritt, ist eine frühzeitige Überweisung an eine Abteilung für Oralchirurgie oder OMFS angezeigt.

Die Symptome können spontan im Knochen auftreten oder, was häufiger vorkommt, an der Stelle einer Zahnextraktion. In einigen Fällen kann eine Osteonekrose vorhanden, aber klinisch nicht sichtbar sein. Der asymptomatische Patient mit BON kann die Krankheit wochen- oder sogar monatelang unbewusst haben, bis eine Untersuchung freiliegenden Knochen im Kiefer des Patienten zeigt. Die Symptome von BON können auch eine Zahn- oder Parodontalerkrankung imitieren. Ein Patient sucht möglicherweise wegen oraler Schmerzen eine Behandlung auf. Eine Infektion ist möglicherweise nicht vorhanden. Die Symptome von BON lassen sich mit einer routinemäßigen Zahn- oder Parodontalbehandlung nicht beheben. Wenn in einem solchen Fall bekannt ist, dass der Patient eine Bisphosphonattherapie erhält, muss BON als Differentialdiagnose in Betracht gezogen werden, auch wenn kein freiliegender Knochen vorhanden ist.

Behandlung der Bisphosphonat-bedingten Osteonekrose des Kiefers (BRONJ):-

o Antimikrobielle Mundspülungen und orale Antibiotika, um das Immunsystem bei der Bekämpfung der begleitenden Infektion zu unterstützen,

H Lokale Resektion der nekrotischen Knochenläsion.

o Viele Patienten mit BRONJ haben nach der Behandlung einen erfolgreichen Ausgang, d. h. die lokale Osteonekrose ist gestoppt, die Infektion ist abgeklungen, und die Schleimhaut heilt und bedeckt den Knochen wieder.

27

H Es gibt keine bekannte Vorbeugung für Bisphosphonat-assoziierte Osteonekrose des Kiefers.

0 Der Verzicht auf die Einnahme von Bisphosphonaten ist keine praktikable

Präventionsmaßnahme für die Allgemeinbevölkerung, da diese Medikamente in der

gesamten Bevölkerung mehr Nutzen (Verhinderung osteoporotischer Frakturen und

Behandlung von Knochenkrebs) als Schaden bringen (BRONJ)

(American Dental Association/Nationale Osteoporose-Stiftung, 2008)

Die chirurgische Behandlung sollte konservativ oder verzögert erfolgen und sich auf Folgendes

beschränken: (1) Entfernung scharfer Knochenkanten, um ein Trauma der angrenzenden Weichteile

zu vermeiden; (2) Entfernung loser Segmente von Knochensequenzen, ohne unbeteiligten Knochen

freizulegen; und (3) segmentale Kieferresektion bei symptomatischen Patienten mit großen

nekrotischen Knochensegmenten oder pathologischen Frakturen.

ZAHNÄRZTLICHE BETREUUNG VON PATIENTEN, DIE EINE ORALE

BISPHOSPHONATTHERAPIE ERHALTEN

Im Jahr 2005 gaben *Novartis* und die *FDA* Empfehlungen für die zahnärztliche Behandlung von

Patienten unter oraler Bisphosphonattherapie heraus.

Die Empfehlungen konzentrieren sich auf konservative chirurgische Verfahren, eine

ordnungsgemäße sterile Technik, die angemessene Verwendung von Munddesinfektionsmitteln und

die Grundsätze einer wirksamen Antibiotikatherapie.

Da es nur wenige klinische Daten über die zahnärztliche Behandlung von Patienten mit oraler

Bisphosphonattherapie gibt, beruhen diese Empfehlungen in erster Linie auf Expertenmeinungen,

die Zahnärzten helfen sollen, klinische Entscheidungen zu treffen. Diese Empfehlungen sollten

unter Berücksichtigung des fachlichen Urteils des Zahnarztes und der Präferenzen des Patienten

berücksichtigt werden.

Allgemeine Empfehlungen

Die routinemäßige zahnärztliche Behandlung sollte im Allgemeinen nicht allein aufgrund der

Einnahme von oralen Bisphosphonaten geändert werden. Alle Patienten sollten routinemäßig

zahnärztlich untersucht werden. Patienten, denen orale Bisphosphonate verschrieben werden und

die keine regelmäßige zahnärztliche Behandlung erhalten, würden wahrscheinlich von einer

umfassenden zahnärztlichen Untersuchung vor oder zu Beginn der Bisphosphonattherapie

profitieren. Alle Patienten, die das Medikament einnehmen, sollten darüber informiert werden, dass:

☐ Bei der Einnahme von oralen Bisphosphonaten besteht für sie ein sehr geringes Risiko für die

Entwicklung eines BRONJ.

☐ Das geringe Risiko für die Entwicklung einer BRONJ kann zwar minimiert, aber nicht

ausgeschlossen werden.

☐ Ein Mundgesundheitsprogramm, das aus einer soliden Mundhygiene und regelmäßiger

zahnärztlicher Betreuung besteht, kann der optimale Ansatz sein, um das Risiko für die

Entwicklung einer BRONJ zu senken.

☐ Derzeit gibt es keine validierte Diagnosetechnik, mit der festgestellt werden kann, ob Patienten

ein erhöhtes Risiko für die Entwicklung einer BRONJ haben.

☐ Das Absetzen der Bisphosphonattherapie kann das Risiko für die Entwicklung einer BRONJ

nicht ausschließen.

Der Patient sollte auch über die erforderliche zahnärztliche Behandlung und alternative

Behandlungsmethoden informiert werden und darüber, wie jede Behandlung mit dem Risiko einer

BRONJ zusammenhängt, und der Patient sollte ermutigt werden, sich mit seinem Arzt über die mit

dem Absetzen der Bisphosphonatbehandlung verbundenen Gesundheitsrisiken zu beraten. Alle

Entscheidungen in Bezug auf die Verwendung von Medikamenten, die für medizinische Zwecke

verschrieben werden, sollten mit dem verschreibenden Arzt besprochen werden.

Da BRONJ spontan, aufgrund einer Zahnerkrankung oder als Folge einer zahnärztlichen Therapie auftreten kann, sollten Patienten, die orale Bisphosphonate einnehmen, angewiesen werden, ihren Zahnarzt zu kontaktieren, wenn sich ein Problem in der Mundhöhle entwickelt.

Ein wichtiges Ziel bei der Vorbeugung von BON ist es, die Möglichkeit einer ausgedehnten oder multifokalen Beteiligung zu begrenzen. Obwohl es keine Belege für einen konservativen klinischen Ansatz gibt, kann es in einigen Fällen ratsam sein, konservativ vorzugehen. Auf diese Weise kann der Arzt einen gewissen Einblick in die Heilung eines Patienten in einem relativ kleinen Bereich gewinnen, bevor er mehrere Quadranten gefährdet. Gängige Szenarien sind unter anderem Patienten, bei denen eine Extraktion im gesamten Mund für Zahnersatz erforderlich ist, oder Patienten, die eine Parodontaloperation im gesamten Mund benötigen. Es kann von Vorteil sein, die Fähigkeit des Patienten zur Knochenheilung zu beurteilen und dabei einen konservativen und individuellen Ansatz zu verfolgen. So könnte beispielsweise zunächst eine einzelne Zahnextraktion oder ein Sextant der Alveolarchirurgie durchgeführt werden, während der Patient mit Chlorhexidin behandelt wird. Sobald eine normale Heilung der Operationsstelle(n) zu beobachten ist, kann davon ausgegangen werden, dass die Heilung des Patienten angemessen ist. Chlorhexidin kann länger angewendet werden, wenn der Bereich weiterhin entzündet, gereizt oder gerötet ist. Nachdem festgestellt wurde, dass der Patient offensichtlich angemessen auf die Heilung reagiert, kann ein beschleunigter chirurgischer Behandlungsplan in Betracht gezogen werden, der mehrere Sextanten an einem einzigen Termin vorsieht.

Die Patienten sollten so weit wie möglich alle ihre Fragen beantwortet bekommen. Der Zahnarzt sollte in Erwägung ziehen, das Gespräch mit dem Patienten über die Risiken, den Nutzen und die Behandlungsoptionen zu dokumentieren und die schriftliche Bestätigung des Patienten über dieses Gespräch und seine Zustimmung zu der gewählten Behandlung einzuholen. Der Zahnarzt sollte die Bestätigung und das Einverständnis *für die Behandlung* in seiner Akte aufbewahren.

Management von Parodontalerkrankungen

> Bisphosphonatanwender mit aktiven Parodontalerkrankungen sollten geeignete nicht-

30

chirurgische Therapieformen erhalten, die mit der allgemein empfohlenen Wiederholungsuntersuchung nach vier bis sechs Wochen kombiniert werden sollten.

> Wenn die Krankheit nicht verschwindet, sollte das Ziel der chirurgischen Behandlung darin bestehen, Zugang zu den Wurzeloberflächen zu erhalten.

> Wenn nötig, sollten bescheidene Techniken zur Knochenkonturierung angewandt werden.

Derzeit gibt es keine Hinweise darauf, dass parodontale Verfahren wie gesteuerte Geweberegeneration oder Knochenersatztransplantate das Risiko für BRONJ oder den Erfolg der Implantatbehandlung erhöhen oder verringern. Die Anwendung solcher Techniken sollte mit Bedacht und je nach Bedarf des Patienten erwogen werden.

> Ein primärer Weichgewebsverschluss nach parodontalchirurgischen Eingriffen ist wünschenswert, wenn dies möglich ist.

> Patienten ohne parodontale Erkrankungen sollten eine präventive Therapie für parodontale Erkrankungen erhalten.

> Die Patienten sollten regelmäßig überwacht werden.

Einsetzen und Pflege von Implantaten

Zahnimplantate und damit zusammenhängende Knochentransplantationseingriffe sind potenzielle Auslöser einer ONJ. Es gibt nur wenige Daten zu den Auswirkungen einer Implantatinsertion bei Patienten, die orale Bisphosphonate einnehmen.[16] Da die Implantatinsertion die Vorbereitung der Osteotomiestelle erfordert, sollten die Behandlungspläne sorgfältig überlegt werden. Für den Patienten kann ein erhöhtes Risiko für BRONJ bestehen, wenn eine umfangreiche Implantatinsertion oder eine gesteuerte Knochenregeneration erforderlich ist, um den defizitären Alveolarkamm vor der Implantation zu augmentieren.

> Vor der Implantation sollten der Zahnarzt und der Patient die Risiken, Vorteile und Behandlungsalternativen besprechen.

> Die Pflege von Implantaten sollte nach anerkannten mechanischen und pharmazeutischen Methoden erfolgen, um Periimplantitis zu verhindern, und der Patient sollte regelmäßig überwacht werden.

> Bei Patienten mit Periimplantitis sollten geeignete nicht-chirurgische Therapieformen in Kombination mit einer längeren Phase der Initialtherapie in Betracht gezogen werden.

> Wenn die Krankheit nicht abklingt, kann eine chirurgische Revision des Weichgewebes um das/die Implantat(e) herum angebracht sein; wenn nötig, kann auch eine bescheidene Knochenkonturierung in Betracht gezogen werden.

Abgesehen von der Frage der ONJ konnten mehrere Studien nicht endgültig feststellen, dass die Implantatversagensraten durch eine Bisphosphonat-Anamnese wesentlich beeinflusst werden. In einer aktuellen südaustralischen Studie wurde das Risiko eines Implantatversagens bei Patienten, die orale Bisphosphonate erhalten, auf 0,88 % geschätzt.[17]

Experimentell wurde das Potenzial der topischen Anwendung von Bisphosphonaten zur Verbesserung der Osseointegration von Zahnimplantaten in Tiermodellen untersucht und in einigen Studien nachgewiesen, dass sie von Nutzen sind,[18-19] , aber nicht in allen.[20-21]

Mund-, Kiefer- und Gesichtschirurgie

Wenn die Behandlung von Zahn- und/oder Parodontalerkrankungen fehlgeschlagen ist, kann ein chirurgischer Eingriff die beste Alternative sein. Patienten, die orale Bisphosphonate erhalten und sich einem invasiven chirurgischen Eingriff unterziehen, sollten über das - wenn auch geringe - Risiko einer BRONJ informiert werden. Mit dem Patienten sollten alternative Behandlungspläne besprochen werden, die Folgendes umfassen

□ Endodontie (einschließlich endodontischer Behandlung mit anschließender Entfernung der klinischen Krone),

□ Ermöglichung der Exfoliation der Wurzeln (anstelle der Extraktion),

□ Brücken und Teilprothesen (anstelle von Implantaten).

Wenn Extraktionen oder knochenchirurgische Eingriffe erforderlich sind, sollte eine konservative chirurgische Technik mit primärem Gewebeverschluss in Betracht gezogen werden, sofern dies möglich ist. Darüber hinaus sollte der Patient unmittelbar vor und nach chirurgischen Eingriffen, bei denen Knochen betroffen sind, bis zur Abheilung sanft mit Chlorhexidin gespült werden. Diese Behandlung kann je nach Heilungsfortschritt des Patienten verlängert werden.

Periapikale Pathologien, Sinustrakte, eitrige Parodontaltaschen, schwere Parodontitis und aktive Abszesse, die bereits den Markknochen betreffen, können die Osteonekrose verschlimmern. Diese Bereiche sollten sofort behandelt werden. Wenn die Zahnkrankheiten nicht offensichtlich sind, kann die Sextantenmethode angewandt werden. Der sextantische Ansatz gilt nicht für Notfälle, auch wenn mehrere Quadranten betroffen sind.

Die prophylaktische Einnahme von Antibiotika nach einem chirurgischen Eingriff sollte auf der Grundlage des Infektionsrisikos erfolgen und NICHT, weil der Patient ein Bisphosphonat einnimmt. Es gibt keine Belege dafür, dass der Einsatz von Antibiotika wirksam zur Vorbeugung von BRONJ ist.

Plasma Rich in Growth Factor (PRGF) ist wichtig für die erfolgreiche Behandlung von Patienten, die Bisphosphonate erhalten, um die homöostatischen Osteoblasten/Osteoklasten-Zyklen über autologe Zytokine wiederherzustellen. Darüber hinaus verringert dieses Protokoll das Risiko einer BRONJ, wenn bei Patienten, die sich einer IV-Bisphosphonatbehandlung unterziehen, Zahnextraktionen durchgeführt werden müssen.[22]

Endodontie

o Eine endodontische Behandlung ist einer chirurgischen Manipulation vorzuziehen, wenn ein Zahn gerettet werden kann.

o Es sollte die übliche endodontische Technik angewendet werden.

o Eine Manipulation über den Apex hinaus wird nicht empfohlen.

o In einigen Situationen kann je nach Risiko eine endodontische Behandlung von nicht restaurierten Zähnen nach Entfernung der klinischen Krone, die ein passives Peeling der Wurzelspitze ermöglicht, in Betracht gezogen werden.

Für endodontische chirurgische Eingriffe gelten dieselben Empfehlungen wie für alle oben beschriebenen chirurgischen Eingriffe im Mund-, Kiefer- und Gesichtsbereich.

Bei Patienten mit einer Bisphosphonat-Exposition in der Vorgeschichte, insbesondere bei intravenös verabreichten Bisphosphonaten, ist eine endodontische Behandlung der Extraktion vorzuziehen, um das Risiko einer ONJ zu minimieren. Aufgrund der Unterdrückung des Knochenumsatzes durch Bisphosphonate kann es jedoch sein, dass die periapikale Rarefizierung nicht in einer Weise abnimmt, die mit der von Patienten mit normalem Knochenumsatz vergleichbar ist. Auch wenn die endodontische Behandlung selbst nicht als Auslöser für eine ONJ identifiziert wurde, ist Vorsicht geboten, um das Risiko zu minimieren. Insbesondere wird empfohlen, einen atraumatischen Kofferdam anzulegen und das Feilen über den Apex hinaus zu vermeiden, und eine Wurzelspitzenresektion ist kontraindiziert.

Restaurative Zahnheilkunde und Prothetik

Es gibt keine Hinweise darauf, dass Fehlbisse oder Kaukräfte das Risiko für eine BRONJ erhöhen.

◆ Alle routinemäßigen restaurativen Verfahren können durchgeführt werden.

◆ Prothetische Apparaturen sollten bei Patienten umgehend angepasst werden, um Ulzerationen und eine mögliche Freilegung des Knochens zu vermeiden.

Kieferorthopädie

Es gibt keine veröffentlichten Studien, die die Auswirkungen von Bisphosphonaten auf die

Kieferorthopädie untersuchen. In Fallberichten wurde von einer gehemmten Zahnbewegung bei Patienten berichtet, die Bisphosphonate einnahmen.[23-26] Die Patienten sollten auf diese mögliche Komplikation hingewiesen werden.

Bislang gibt es keine Fallberichte, in denen eine ONJ speziell im Bereich einer kieferorthopädischen Behandlung beschrieben wird, aber da die kieferorthopädische Zahnbewegung sowohl mit Knochenresorption als auch mit Knochenbildung einhergeht, können Bisphosphonate die kieferorthopädische Behandlung möglicherweise beeinträchtigen. In der Tat wurde in vier Fällen mit Bisphosphonatexposition in der Vorgeschichte eine Hemmung der kieferorthopädischen Zahnbewegung und nicht eine ONJ beschrieben.[25-26] Während Extraktionslücken vorzugsweise durch körperliche Bewegung geschlossen werden, wurde ein Kippen der Wurzeln beobachtet.

Vorsicht ist geboten bei invasiven Diodenlasertherapien, skelettalen Verankerungsvorrichtungen mit Minischrauben, Schleimhauttraumata durch Retainer, kieferorthopädischen Eingriffen und Zahnextraktionen. Es wurde auch vorgeschlagen, dass die Patienten ihre Bisphosphonattherapie für eine gewisse Zeit vor der kieferorthopädischen Behandlung absetzen,[26] . Dies müsste jedoch vor der Umsetzung weiter untersucht werden, da diese Medikamente eine terminale Halbwertszeit von etwa 10 Jahren haben.

CTX TESTING:-

Kürzlich wurde die Verwendung des Serumspiegels des Kollagenabbauprodukts, des C-terminalen vernetzenden Telopeptids des Typ-I-Kollagens (CTX), als Risikoprädiktor für die Entwicklung von BON befürwortet. CTX im Serum und N-Telopeptid des Typ-I-Kollagens im Urin (NTX) gelten als Marker für die Knochenresorption. Höhere Werte dieser Marker werden mit einem aktiven Knochenumsatz in Verbindung gebracht. Berichten zufolge sollten zahnärztliche Behandlungsentscheidungen auf den Ergebnissen der Serum-CTX/NTX-Werte basieren. [27-28]

UNGELÖSTE FRAGEN?

0 Bisphosphonate wurden und werden auch bei anderen Erkrankungen eingesetzt, für die es keine

von der FDA zugelassene Indikation für die Therapie gibt.

H Wie bereits erwähnt, gehören dazu verschiedene pädiatrische Bevölkerungsgruppen mit

geringer Knochenmasse, Knochenbrüchen und längerer Immobilität.

H Viele gesunde prämenopausale Frauen mit radiologischer Osteopenie oder Osteoporose ohne

Frakturen und postmenopausale Frauen mit Osteopenie, aber ohne Frakturen, erhalten heute

eine Bisphosphonattherapie.

Bis weitere Studien diese wichtigen klinischen Fragen klären, ist es wichtig, den Patienten

mitzuteilen, dass wir derzeit nicht über ausreichende Daten aus gut kontrollierten klinischen

Studien verfügen, um den Nutzen oder die Risiken dieser pharmakologischen Interventionen

zu bestimmen.

In der 2014 aktualisierten Fassung eines Positionspapiers der American Association of Oral and

Maxillofacial Surgeons wird empfohlen, die Bezeichnung Bisphosphonat-bedingte Osteonekrose des

Kiefers (BRONJ) in Medikamenten-bedingte Osteonekrose des Kiefers (MRONJ) zu ändern, da die Zahl

der Fälle von Osteonekrose im Ober- und Unterkiefer gestiegen ist, die mit anderen antiresorptiven

(Denosumab) oder antiangiogenen

Behandlungen. Denosumab ist ein vollständig humaner monoklonaler Antikörper gegen den

Rezeptor-Aktivator des Nuklearfaktor-^B-Liganden (RANKL).

KAPITEL 4

EMPFEHLUNG FÜR DIE FORSCHUNG

Auf der Grundlage der aktuellen Literatur über die Pathophysiologie des BON und angesichts des mangelnden Wissens über die Faktoren, die bei Patienten ein Risiko für die Entwicklung eines BON darstellen, empfiehlt das Gremium die Durchführung von Forschungsarbeiten zu den folgenden Themen:

Grundlagenforschung

o Die Grundlagenforschung sollte darauf abzielen, die molekularen Mechanismen zu erforschen, die zur Bildung von BON führen, sowie die Rolle von Bisphosphonaten bei der Veränderung des Knochenumbaus und ihrer Wirkung auf BON. Die Erforschung der Pharmakogenetik, die Patienten mit einem BON-Risiko ausstattet, könnte für die Erkennung von Patienten mit erhöhtem Risiko hilfreich sein.

Klinische Forschung

o Die Auswirkungen einer routinemäßigen Zahnbehandlung bei Patienten, die orale Bisphosphonate einnehmen.

o Die Auswirkungen des Einsetzens von Zahnimplantaten bei Patienten, die orale Bisphosphonate einnehmen.

o Die Auswirkungen einer kieferorthopädischen Behandlung bei Patienten, die orale Bisphosphonate einnehmen.

o Die Auswirkungen einer Zahnextraktion bei Patienten, die orale Bisphosphonate einnehmen.

o Zusammenarbeit mit Knochenspezialisten, um festzustellen, ob es sich bei BON um eine lokal begrenzte oder systemische Erkrankung handelt.

o Eine Knochenbiopsie und eine histomorphometrische Bewertung werden Aufschluss über die zugrunde liegende Knochenpathologie geben.

o Bewertung der Auswirkungen des Absetzens einer Bisphosphonattherapie und ihrer Bedeutung für die Heilung.

H Bewertung von Surrogat-Knochenmarkern in Bezug auf das BON-Risiko und die Behandlung von BON.

H Screening und diagnostische Tests.

NEUES ÜBER BISPHOSPHONATE

Mehr als 53 Millionen Amerikaner im Alter von 50 Jahren und älter, vor allem Frauen, leiden an Osteoporose oder haben aufgrund einer geringen Knochendichte ein erhöhtes Risiko für diese Erkrankung. Eine kürzlich durchgeführte Studie über orale Bisphosphonate, die am häufigsten verschriebene Osteoporose-Behandlung, ergab, dass bei etwa einem Drittel der Frauen, denen diese Medikamente verschrieben wurden, weiterhin ein erhöhtes Risiko für Knochenbrüche besteht, was mehrere Ursachen haben kann.[29]

Die andere Seite der Bisphosphonattherapie betrifft die Dauer der Behandlung.

Fortführung der Bisphosphonatbehandlung bei Osteoporose - für wen und wie lange?

Im 21. Jahrhundert ist Osteoporose, eine Krankheit, die einst als unvermeidliche Folge des Alterns galt, sowohl diagnostizierbar als auch behandelbar. Große, randomisierte, kontrollierte Studien haben gezeigt, dass eine Bisphosphonattherapie über einen Zeitraum von 3 bis 4 Jahren das Risiko von nicht-vertebralen und vertebralen Frakturen bei osteoporotischen Frauen wirksam verringert. Es überrascht nicht, dass in den Vereinigten Staaten jede siebte postmenopausale Frau schon einmal mit einem Bisphosphonat behandelt wurde. Die ideale Dauer der antiresorptiven Therapie ist jedoch sehr umstritten, zumal bei längerer Bisphosphonattherapie über atypische subtrochantäre Frakturen und Osteonekrose des Kiefers berichtet worden ist. Diese Bedenken haben die *Food and Drug*

Administration (FDA) veranlasst, die Wirksamkeit einer fortgesetzten Bisphosphonattherapie neu zu bewerten.

Bisphosphonat-Therapie über 3 bis 5 Jahre hinaus, wie jetzt in dem Journal-Artikel von Whitaker et al. und dem Briefing-Dokument der Agentur beschrieben.[30]

Dieser Artikel fasst zusammen, dass die Daten aus randomisierten, kontrollierten Studien im Allgemeinen darauf hindeuten, dass das Risiko von Wirbelfrakturen verringert wird, auch wenn die Nachweise für das Frakturrisiko bei einer Fortsetzung der Bisphosphonattherapie über 3 bis 5 Jahre hinaus begrenzt sind. Andererseits gibt es keine konsistenten Belege für eine statistisch signifikante Verringerung der nicht-vertebralen Frakturen bei Fortsetzung der Bisphosphonattherapie. Daher sind die Autoren der Ansicht, dass die derzeitige Evidenzbasis für Kliniker die folgenden Schlussfolgerungen unterstützt.

Patienten mit niedriger Knochenmineraldichte am Oberschenkelhals (T-Score unter -2,5) haben nach 3 bis 5 Jahren Behandlung das höchste Risiko für Wirbelbrüche und scheinen daher am meisten von der Fortsetzung der Bisphosphonattherapie zu profitieren. Patienten mit einer bestehenden Wirbelfraktur, deren T-Score für die Knochenmineraldichte etwas höher ist (jedoch nicht höher als -2,0), können ebenfalls von einer Fortsetzung der Therapie profitieren. Patienten mit einem Schenkelhals-T-Score über -2,0 haben ein geringes Risiko für eine Wirbelfraktur und werden wahrscheinlich nicht von einer fortgesetzten Behandlung profitieren. Die Autoren erkennen an, dass sich diese Schlussfolgerungen, die auf der Verringerung der Wirbelbrüche beruhen, ändern könnten, wenn zusätzliche Daten über die langfristigen Risiken einer Bisphosphonattherapie verfügbar werden.

Nicht alle Bisphosphonate sind gleich, so dass die Empfehlungen für das Absetzen von Bisphosphonaten medikamentenspezifisch sein müssen. Empfehlungen zur Überwachung nach dem Absetzen und zur Wiederaufnahme der Therapie gegen Frakturen sind erst nach weiteren Studien möglich.

SCHLUSSFOLGERUNG

Bisphosphonate haben die Osteoporose-Behandlung revolutioniert und bieten beträchtliche Vorteile bei der Verhinderung von Knochenbrüchen, die das geringe Risiko einer ONJ überwiegen. Zwar haben Bisphosphonate potenziell positive Anwendungsmöglichkeiten, vor allem in der Parodontologie, doch steht dem ein erhebliches Risiko für ONJ gegenüber, ein potenziell schwächendes Leiden, das vor allem bei Patienten besteht, die intravenöse Bisphosphonate zur Behandlung von Krebs erhalten. Die Auswirkungen des Einsatzes von Bisphosphonaten in der zahnärztlichen Praxis sind noch nicht abschließend geklärt, so dass noch erhebliche Unsicherheiten bestehen. Nichtsdestotrotz gibt es zahlreiche Leitlinien für Kliniker, die sich mit der Prävention, dem Management und der Dosierung von Bisphosphonaten bei Krebserkrankungen befassen. Invasive zahnärztliche Eingriffe sollten bei Patienten, die in der Vergangenheit Bisphosphonate, insbesondere intravenöse Bisphosphonate bei Krebs, eingenommen haben, nach Möglichkeit vermieden werden. Es wird empfohlen, die oralen und intravenösen Bisphosphonate sowohl vor invasiven zahnärztlichen Eingriffen als auch bei Auftreten einer ONJ abzusetzen, sofern der systemische Zustand dies erlaubt. Ein begrenztes chirurgisches Débridement zusammen mit systemischen und lokalen Antibiotika ist die bevorzugte Behandlung von ONJ, allerdings ist die Heilung nicht gesichert. Es werden weitere kontrollierte klinische Studien empfohlen, um die Verwendung von Serum-beta-CTX-1 bei der Bewertung des ONJ-Risikos zu rechtfertigen. Zahnärzte und Mediziner dürfen nicht zurückhaltend sein, wenn es um die mit der Verwendung von Bisphosphonaten verbundenen Risiken geht, und sie haben die Pflicht, bei der gemeinsamen Behandlung von Patienten, die Bisphosphonate erhalten, umfassend informiert zu sein.

BIBLIOGRAPHIE

1. Ezra A, Golomb G. Verabreichungswege und Verabreichungssysteme von Bisphosphonaten für die Behandlung der Knochenresorption. Adv Drug Deliv Rev., 2000; 42: 175-95.

2. Hughes, et al., International Journal of Applied Biology and Pharmaceutical Technology 2012;

3(3): 103-108.

3. Maria Emanuel Ryan und Phillip M. Preshaw, Host Modulation, In Carranza's Clinical

Periodontology, 10. Auflage, 2007, S. 275-282.

4. Nase JB, Suzuki JB. Osteonekrose des Kiefers und orale Bisphosphonatbehandlung. JADA,

2006; 137(8): 1115-9

5. DM Black, et al. Einmal jährlich Zoledronsäure zur Behandlung der postmenopausalen

Osteoporose. N Engl J Med., 2007; 356(18): 1809-1822.

6. Reid IR, Bolland MJ, Grey AB. Wird die Bisphosphonat-assoziierte Osteonekrose des Kiefers

durch Weichteiltoxizität verursacht? Bone 2007;41:318-20.

7. Kobayashi Y, Hiraga T, Ueda A, Nishimura R, Yatani H, Yoneda T. Zoledronicacidelayed the

wound healing of tooth extraction socket but failed to cause osteonecrosis of the jaw in mice.

American Society of Bone and Mineral Research.Honolulu; 2007.

8. Weinstein RS, Chambers TM, Hogan EA, Webb WW, Wicker CA, Manolagos SC. Bildung von

Riesenosteoklasten nach langfristiger oraler Aminobisphosphonattherapie bei postmenopausaler

Osteoporose. Amerikanische Gesellschaft für Knochen- und Mineralienforschung; Honolulu,

Hawaii; 2007.

9. Allen MR, Burr DB.Mandibula-Matrixnekrose bei Beagle-Hunden nach 3 Jahren täglicher

oraler Bisphosphonatbehandlung. J Oral Maxillofac Surg 2008;66:987-94.

10. Migliorati CA, Casiglia J, Epstein J, Jacobsen PL, Siegel MA, Woo SK. Management der

Versorgung von Patienten mit Bisphosphonat-assoziierter Nekrose. JADA, 2005; 136: 1658-68.

11. Ruggiero SL, Mehrotra B, Rosenberg TJ, Engroff SL. Osteonekrose des Kiefers im

Zusammenhang mit der Anwendung von Bisphosphonaten: Eine Überprüfung von 63 Fällen. J Oral

Maxillofac Surg, 2004; 62: 527-34.

12. AAOMS aktualisiert BRONJ-Positionspapier, 23. Januar 2009.

13. Marx RE, Sawatari Y, Fortin M, Broumand V. Bisphosphonat-induzierter freiliegender Knochen

(Osteonekrose/Osteopetrose) des Kiefers: Risikofaktoren, Erkennung, Prävention und Behandlung. J

Oral Maxillofac Surg, 2005; 63: 1567-1575.

14. Bradford Hill A.The Environment and disease; Association or causation?Proc Royal Soc Medicine 1965; 58:295-300.

15. Ruggiero SL, Dodson TB, Assael LA, Landesberg R, Marx RE, Mehrotra B. American Association of Oral and MaxillofacialSurgeons position paper on bisphosphonate-related osteonecrosis of the jaws-2009 update. J Oral Maxillofac Surg 2009;67: 2-12.

16. Wang HY, Weber D, McCauley LK. Auswirkung langfristiger oraler Bisphosphonate auf die Heilung von Implantatwunden: Literaturübersicht und ein Fallbericht. J Periodontol, 2007; 78(3): 584-94.

17. Cheng A, Daly CG, Logan RM, Stein B, Goss AN. Alveolarknochen und die Bisphosphonate. Aust Dent J 2009;54(Suppl 1):S51-61.

18. Meraw SJ, Reeve CM, Wollan PC: Einsatz von Alendronat bei der Regeneration periimplantärer Defekte.
J Periodontol 1999;70:151-158.

19. Yoshinari M, Oda Y, Inoue T, Matsuzaka K, Shimono M. Reaktion des Knochens auf mit Kalziumphosphat beschichtete und Bisphosphonat-immobilisierte Titanimplantate. Biomaterials 2002;23:2879-2885.

20. Denissen H, Montanari C, Martinetti R, van Lingen A, van den Hooff A. Reaktion des Alveolarknochens auf getauchte Hydroxylapatitimplantate mit Bisphosphonatkomplex. J Periodontol 2000;71:279-286.

21. Langhoff JD, Voelter K, Scharnweber D, et al. Vergleich von chemisch und pharmazeutisch modifizierten Titan- und Zirkoniumdioxid-Implantatoberflächen in der Zahnmedizin: eine Studie an Schafen. Int J Oral Maxillofac Surg 2008;37:1125-1132.

22. Mozzati M, Arata V, Gallesio G. Zahnextraktion bei Patienten unter Zoledronsäuretherapie. Oral Oncol. 2012 Sep;48(9):817-21.

23. Schwartz JE. Fragen Sie uns: Einige Medikamente beeinflussen die Zahnbewegung. Am J

Orthod Dentofacial Orthop., 2005; 127: 644.

24. Rinchuse DJ, Rinchuse DJ, Sosovicka MF, Robison JM, Pendleton R.
Kieferorthopädische Behandlung von Patienten, die Bisphosphonate einnehmen: Ein Bericht über 2
Fälle. Am J Orthod Dentofacial Orthop., 2007; 131: 321-6.

25. Goss AN. Bisphosphonate und Kieferorthopädie. AustOrthod J 2008;24:56-57.

26. Adachi H, Igarashi K, Mitani H, Shinoda H. Effects of topical administration of a
bisphosphonate (risedronate) on orthodontic tooth movements in rats. J Dent Res., 1994; 73: 148-
184.

27. Marx RE. Orale und intravenöse Bisphosphonat-induzierte Osteonekrose des Kiefers:
Geschichte, Ätiologie, Prävention und Behandlung. Hanover Park, IL: Quintessenz; 2006.

28. Marx RE, Cillo JE, Ulloa JJ. Orale Bisphosphonat-induzierte Osteonekrose: Risikofaktoren,
Vorhersage des Risikos durch Serum-CTX-Tests, Prävention und Behandlung. J Oral Maxillofac
Surg, 2007; 65: 2397-410.

29. Erik A. Imel, George Eckert, AnkitaModi, Zhuokai Li, Joel Martin, Anne de Papp, Katie Allen,
C. Conrad Johnston, Siu L. Hui, Ziyue Liu. Proportion of osteoporotic women remaining at risk for
fracture despite adherence to oral bisphosphonates. Bone, 2016; 83: 267.

30. Dennis M. Black, Ph.D., Douglas C. Bauer, M.D., Ann V. Schwartz, Ph.D., M.P.H., Steven R.
Cummings, M.D., und Clifford J. Rosen, M.D.N Engl J Med 2012; 366:2051-2053.

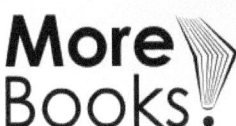
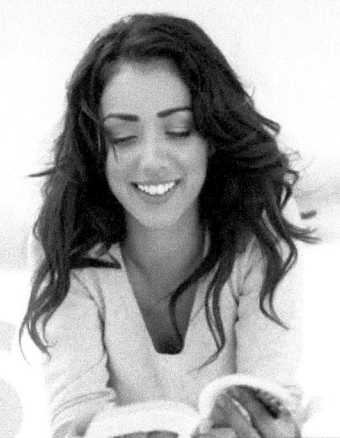

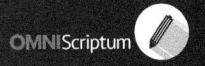

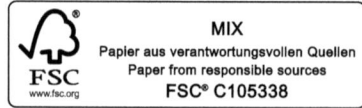

Printed by Books on Demand GmbH, Norderstedt / Germany